新型コロナウイルス感染症の感染拡大防止策として、日々の暮らしの中で「新しい生活様式」を実践することが求められています。

買いものについては、「1人または少人数ですいた時間に」、「計画を立てて素早く済ます」、「レジに並ぶときは、前後にスペース」などが厚生労働省から例として示されています。

「計画を立てる」と言われても、毎日その日に何を食べるか考え、買いものをしていた人にとっては、具体的なイメージが持ちにくいものです。

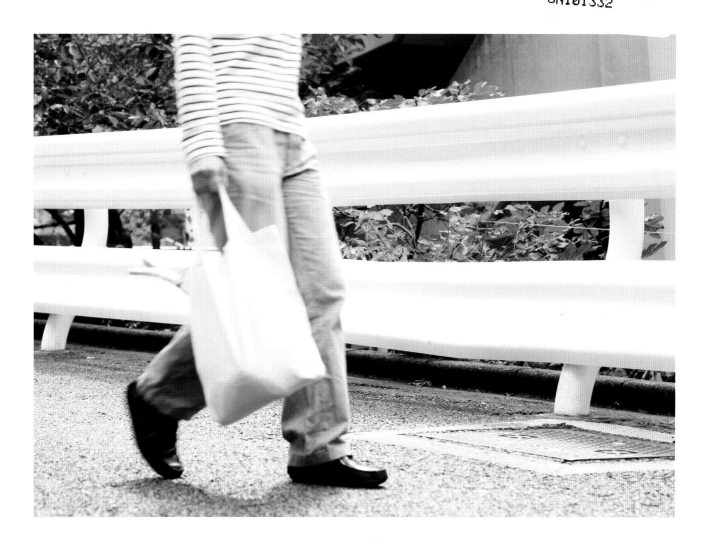

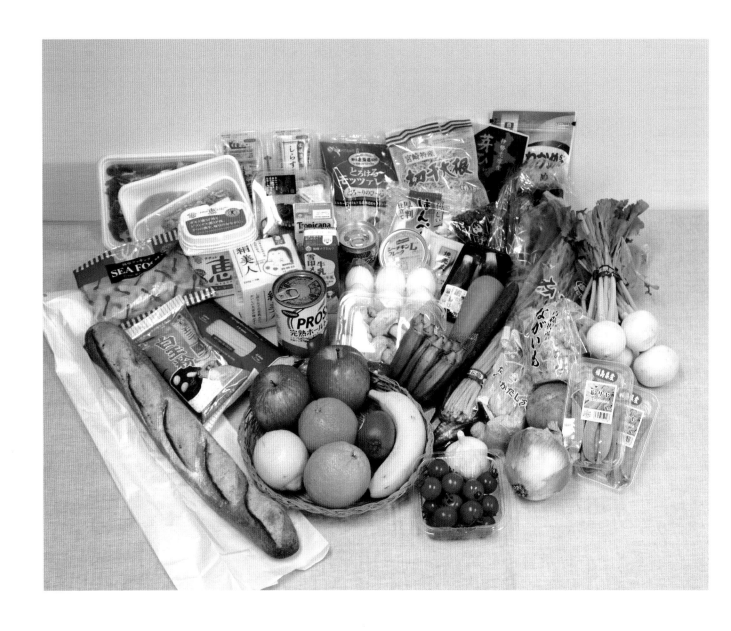

感染症予防対策のためのステイホームで、在宅勤務などにより、家で食べる機会が増えました。

朝昼晩の３食を家で食べるとなると、「栄養バランスが偏っていないか」という点も気になってきます。

また、細菌やウイルスに対する免疫力が高ければ、感染しにくく、感染しても軽く済みます。免疫力を高めるためには、バランスのよい食事が大切です。

そこで、ベターホームのお料理教室の先生が考えた、「無理なくでき」、「バランスがよく」、「免疫力をアップさせる食材をとり入れた」、

3日×2サイクル分
献立例＋レシピ＋買いものリスト
を紹介します。

3日分の使用する食材を買いものリストにしてあるので、買いものの頻度を3日に1回に減らすことができ、買いものが短時間で済みます。

※ レシピ、買いものリストは2人分です。状況に応じて調整してください。

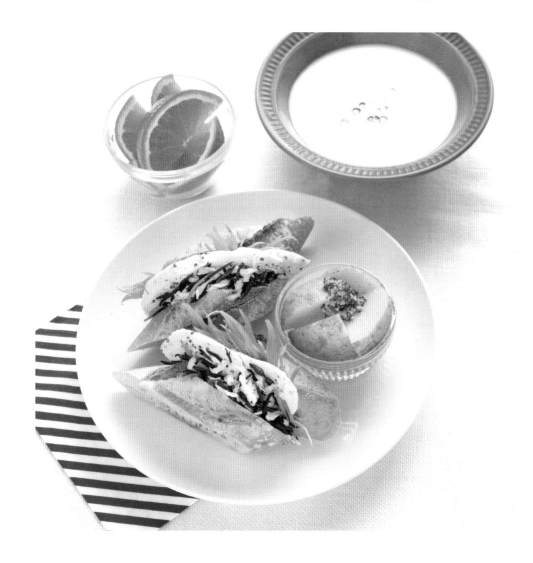

３日分×２の免疫力アップ献立では、
以下５つのポイントを踏まえました。

Point.1

エネルギー控えめ

家で過ごすため活動量が少ないことを考え、
１日 1,800kcal 〜 2,000kcal を目安に。

Point.2

栄養バランスよく

１日10種の食品をとることを目標に。

Point.3

無理をしない

缶詰や市販の調味料を上手に活用。

Point.4

免疫力を高める

免疫力アップ効果が期待できる食材を使用。

Point.5

まとめ作りで楽に

おかずのタネをまとめて作って、アレンジ。

Point.1

エネルギー控えめ

家で過ごすため活動量が少ないことを考え、1日1,800kcal～2,000kcalを目安に。

1日のエネルギー必要量の目安は、年齢、性別、体格、生活環境によっても異なりますが、自宅にいてほとんど外出しない30代～40代の場合、女性では1,750kcal、男性では2,300kcalとされています。

※厚生労働省『日本人の食事摂取基準』(2020年版)の参考値による

感染予防のため家で過ごす時間が長いことから、今回作成した献立例では、1日あたり1,800kcal～2,000kcalを目安として考えました。
必要に応じ、全体量を調整してください。

また、食事の工夫だけでなく、部屋でのストレッチや軽い運動、人混みを避けた上でのウォーキングなど、体を動かすことも心がけましょう。

Point.2

栄養バランスよく

1日10種の食品をとることを目標に。

偏った食事を続けると、栄養状態が悪くなって疲れやすくなったり、風邪をひきやすくなったりと、体の不調につながります。元気に過ごすためにはバランスのよい食事をしっかりとることが大切です。「1日の食事で10種の食品をとる」ことを心がけましょう。「10の食品群」は、東京都健康長寿医療センター研究所が提案する食のガイドラインです。

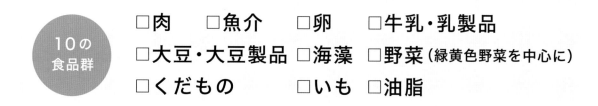

10の食品群	□肉	□魚介	□卵	□牛乳・乳製品
	□大豆・大豆製品	□海藻	□野菜（緑黄色野菜を中心に）
	□くだもの	□いも	□油脂

なお、主食は毎食とることを前提としています。

それぞれの食品群を、量は問わず、とにかく1回食べれば1点として、なるべく毎日10点満点の食事を目指してみましょう。体に必要な多様な栄養素がとれ、栄養バランスが整い、健康維持につながります。今回の献立例では、1日で10の食品群がとれます。

Point.3

無理をしない

缶詰や市販の調味料を上手に活用。

家で過ごす機会が増え、朝昼晩の３食となると、手間のかかる料理ばかりだと食事作りだけで疲れてしまいます。ふだんはレトルトやインスタント食品をあまり使わない人も、上手にとり入れて、負担を減らしましょう。

今回の献立例では、３食とも作ることを前提にレシピを紹介していますが、缶詰や、日持ちする食材、市販の合わせ調味料をとり入れ、味つけもできるだけかんたんにし、少しでも楽ができるように工夫しました。
大変なときは、おかずの１品をそのまま食べられるレトルト食品に置き換えるといいでしょう。

Point.4

免疫力を高める

免疫力アップ効果が期待できる食材を使用。

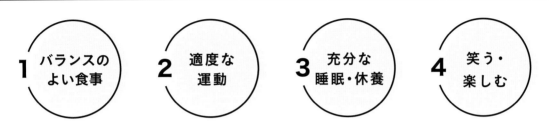

| 1 | バランスの よい食事 | 2 | 適度な 運動 | 3 | 充分な 睡眠・休養 | 4 | 笑う・ 楽しむ |

この4つを満たす生活をしていれば、免疫力は自然と高まります。なかでも、食事は大切です。食品からとるさまざまな成分が、免疫細胞を作ったり活性化したりする機動力になります。

以下のように、食品にはそれぞれ、免疫力を高める効果が期待できるのです。

1.	たんぱく質を含む食品	リンパ組織や、抗体を運ぶたんぱく質の維持に必要	肉、魚介、卵、とうふなど
2.	免疫活性力がある成分を含む食品	免疫系に刺激を与え、その働きを助ける	多くの野菜、きのこ、海藻、乳酸菌など
3.	抗酸化成分を含む食品	体内に生成される活性酸素を抑える	多くの野菜、大豆、くだものなど
4.	ミネラルを含む食品	免疫細胞が活発に働くために必要で、抗酸化作用もある	肉、魚介、卵、牛乳、大豆、穀類、野菜、くだもの、海藻など
5.	腸内細菌のバランスをよくする食品	体の中でも腸には免疫細胞の6割が集まる。腸は免疫を司る最大の器官	ヨーグルトなどの発酵食品、いも、野菜、きのこ、くだもの、穀類、海藻など

毎日の食事でPoint.2で紹介した10の食品群をとるよう心がけましょう。

Point.5

まとめ作りで楽に

おかずのタネをまとめて作って、アレンジ。

まとめて下ごしらえをしたり、ベースとなるおかずを多めに作っておくと、「ちょこっとアレンジ」で1品が作れるので、食事作りがぐんと楽になります。少ないポーションの食材を買うよりも、まとまった量を購入することで、節約にもつながります。

● 1サイクル目

1日目 晩ごはん		2日目 晩ごはん
「はんぺん入りやわらかしゅうまい」を多めに作る	➡	「しゅうまいスープ」にアレンジ

2日目 晩ごはん		3日目 昼ごはん
ささみを多めに下ごしらえ。まずは「かんたんバンバンジー」に使う	➡	ささみを使って「切り干し・ひじきのマリネサンド」に

● 2サイクル目

1日目 晩ごはん		2日目 朝ごはん
「かぼちゃの塩バター煮」を多めに作る	➡	「かぼちゃときゅうりのサラダ」にアレンジ

2日目 晩ごはん		3日目 朝ごはん
「ひじきの煮もの」を多めに作る	➡	「ひじき入り卵焼き」にアレンジ

「3日分×2の免疫力アップ献立」では、以上5つのポイントを踏まえた、3日×2サイクル分の献立例、レシピ、買いものリストと、余った食材の活用方法を紹介します。

3日分×2の免疫力アップ献立
CONTENTS
〈1サイクル目〉

3日分×2の免疫力アップ献立
CONTENTS
〈2サイクル目〉

3日分の免疫力アップ献立

3DAYS MENU

	朝ごはん	昼ごはん	晩ごはん
1日目	・バケットの トマトチーズ焼き （▶P.15） ・長いもの ホクホクスープ煮 （▶P.16） ・フルーツ （りんご1人分½個）	・えびめし （▶P.17） ・オクラの 粒マスタード ソース（▶P.18） ・ジュース割り ヨーグルト ドリンク （▶P.19）	・はんぺん入り やわらか しゅうまい （▶P.20） ・ひじきと水菜の とうふサラダ （▶P.21） ・にらと すりごまの みそ汁（▶P.22） ・ごはん（1人分150g） ・フルーツ （ネーブルオレンジ1人分½個）
2日目	・ツナそぼろ丼 （▶P.24） ・サワー ミニトマト （▶P.25） ・じゃがいもと かぶの葉の みそ汁（▶P.26）	・スパゲティ アラビアータ （▶P.27） ・かぶとキウイ のサラダ （▶P.28） ・ヨーグルト （1人分120ml）	・かんたん バンバンジー （▶P.29） ・わかめとたこの ピリ辛炒め （▶P.30） ・しゅうまい スープ（▶P.31） ・ごはん（1人分150g） ・フルーツ（りんご1人分½個）
3日目	・和風 スクランブル エッグ （▶P.33） ・きぬさやと マッシュルーム のスープ （▶P.34） ・ごはん（1人分150g） ・ヨーグルト＆バナナ （1人分120ml＆½本）	・切り干し・ひじきの マリネサンド （▶P.35） ・レンチンポテト （▶P.36） ・つぶしどうふの ポタージュ （▶P.37） ・フルーツ （ネーブルオレンジ1人分½個）	・豚肉のねぎ 塩焼き （▶P.38） ・ねばねば野菜の ぽん酢あえ （▶P.39） ・かぶのみそ汁 （▶P.40） ・ごはん（1人分150g） ・とうふ白玉（▶P.41）

1日目の献立

1
FIRST DAY

朝ごはん 475kcal	バケットのトマトチーズ焼き (▶P.15)	354kcal
	長いものホクホクスープ煮 (▶P.16)	48kcal
	フルーツ (りんご1人分 ½ 個)	73kcal
昼ごはん 695kcal	えびめし (▶P.17)	582kcal
	オクラの粒マスタードソース (▶P.18)	16kcal
	ジュース割りヨーグルトドリンク (▶P.19)	97kcal
晩ごはん 634kcal	はんぺん入りやわらかしゅうまい (▶P.20)	199kcal
	ひじきと水菜のとうふサラダ (▶P.21)	107kcal
	にらとすりごまのみそ汁 (▶P.22)	46kcal
	ごはん (1人分150g)	252kcal
	フルーツ (ネーブルオレンジ1人分 ½ 個)	30kcal

元気ごはんチェック

☑エネルギー合計：1,804kcal　　☑1日で10の食品群達成

時短のコツ

●昼のえびめしは岡山のご当地グルメ。オクラをさっとゆでるだけのかんたん副菜を合わせました。

免疫力アップ食材

オクラ	にら	えび
ビタミンやミネラルを多く含みます。ねばりのもとムチンは体力の回復改善効果があります	ねぎ、にらなどのユリ科の野菜の辛み成分、イオウ化化合物には抗酸化作用があります	えびの赤色 (カロテノイドアスタキサンチン) には、抗酸化作用があります

まとめ作り

●やわらかしゅうまいを16個作ります。
10個は晩ごはん用で、6個は翌日の晩ごはんのスープに使用。

バゲットのトマトチーズ焼き

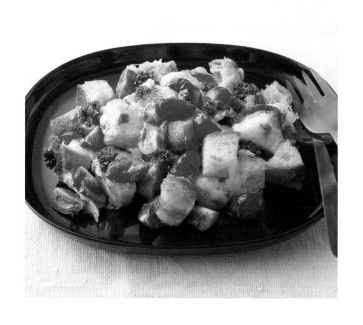

材料（2人分）

フランスパン（バゲット）
.... ½本（120g 約12cm）
オリーブ油 大さじ1
ミニトマト 6個
ピザ用チーズ 60g
塩・こしょう .... 各少々
パセリ（みじん切り）......... 少々

作り方

1. パンは2～3cm角に、ミニトマトは縦に4つに切る。

2. フライパンにオリーブ油を中火で温め、パンを入れる。時々返しながら、焼き色をつける。

3. 塩、こしょうをふり、ミニトマトとチーズを加える。ふたをして中火で約30秒加熱し、火を止める。少しおいて、余熱でチーズが溶けたら皿に盛り、パセリを飾る。

長いものホクホクスープ煮

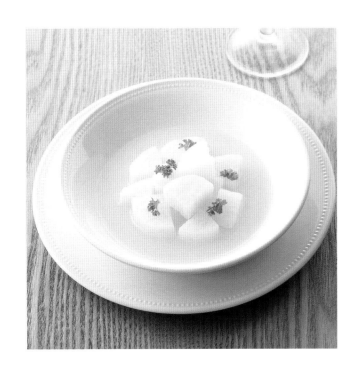

材料（2人分）

長いも 150g

A ┌ 水.............................. 150ml
　 └ スープの素 小さじ1

パセリ（みじん切り）...... 少々

作り方

1. 長いもは、1.5cm厚さのいちょう切りにする。

2. 鍋に長いもとAを入れて火にかけ、煮立ったら弱火で約10分、ふたをして煮る。

3. 器に盛り、パセリを散らす。

えびめし

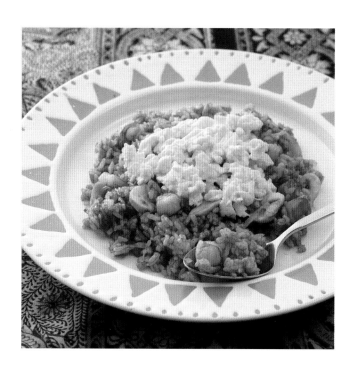

材料（2人分）

むきえび.........................80g
たまねぎ...........¼個（50g）
マッシュルーム 3個
塩・こしょう ....各少々
サラダ油........... 大さじ1・½
温かいごはん 350g

A{
カレー粉..................大さじ ½
とんカツソース 大さじ2
トマトケチャップ...大さじ1・½
スープの素.............小さじ ½
こしょう.........................少々
}

B{
卵...2個
牛乳.........................大さじ1
塩・こしょう ....各少々
}
サラダ油.................大さじ ½

作り方

1. えびは背わたをとり、大きければ2cmくらいのぶつ切りにする。たまねぎは7〜8mm角に、マッシュルームは5mm厚さに切る。Aは合わせておく。卵は溶きほぐし、Bを加えて混ぜておく。

2. 大きめのフライパンに、油大さじ1/2を温め、中火でたまねぎを炒める。しんなりしたら、えびとマッシュルームを加えて炒め、えびに火が通ったら、塩・こしょうをふって、とり出す。

3. 油大さじ1を温め、ごはんを入れて強火で炒め、全体に油がまわったら、Aを加えて混ぜ、2をもどして混ぜる。器に盛る。

4. フライパンの汚れをふきとり、油大さじ1/2を温め、1の卵液を入れてやわらかめの炒り卵を作る。3にのせる。

オクラの粒マスタードソース

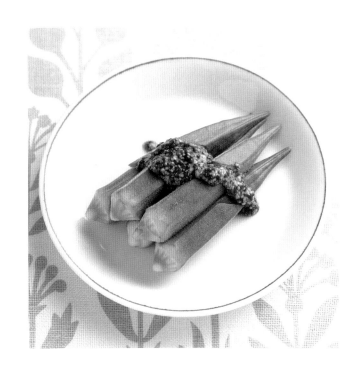

材料（2人分）

オクラ......40〜50g（6〜7本）
〈マスタードソース〉
粒マスタード.............. 大さじ½
しょうゆ 小さじ1弱

作り方

1. オクラは、がくのまわりをむく。熱湯で1分ほどゆで、水気をきる。

2. マスタードソースの材料は合わせる。

3. オクラを器に盛り、ソースをかける。

ジュース割り
ヨーグルトドリンク

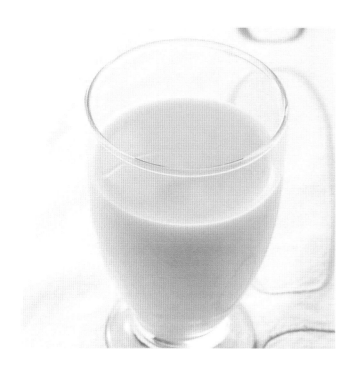

材料（2人分）

ヨーグルト 150ml
好みのフルーツジュース※
　　　　　　.......................... 200ml

作り方

ヨーグルト、フルーツジュースを混ぜ、グラスに注ぐ。
※写真はオレンジジュース

はんぺん入り
やわらかしゅうまい

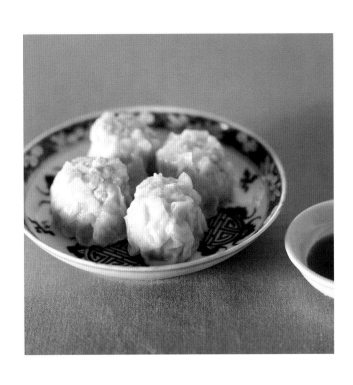

材料（16個分）

とりひき肉* 150g
はんぺん .... 小1枚（80g）
たまねぎ 80g
かたくり粉 小さじ2

A ┌ しょうが（すりおろす）
　　　 .... 1かけ（10g）
　├ 塩 .... 小さじ⅙
　├ 酒 小さじ2
　├ ごま油 小さじ1
　└ こしょう .... 少々
しゅうまいの皮 16枚

*できれば、もも肉のひき肉がおいしい。

作り方

1. はんぺんはフォークで縦横と格子状につぶす。たまねぎはみじん切りにしてボールに入れ、かたくり粉を加えてまぶしておく。

2. 別の大きなボールに、ひき肉、1、Aを合わせ、ねばりが出るまでよく混ぜる（ポリ袋に入れて、袋をもんでも）。16等分にする。

3. しゅうまいの皮で2を包む。

4. 蒸し器の上鍋にクッキングシートを敷き、しゅうまいをのせる。蒸気の立った蒸し器にかけ、強火で約10分蒸す。

   まとめ作りで楽に

   →6個は翌日のしゅうまいスープ用にラップで包み、冷蔵庫で保存する。

5. ぽん酢しょうゆや練りがらし（各材料外）をつけて食べる。

蒸し器がない時は電子レンジで
3まで作ります。耐熱皿にしゅうまいをのせ、水でぬらしたペーパータオルを上にのせて10分おきます。ふんわりラップをし、電子レンジ（500W）で4〜5分加熱します

ひじきと水菜のとうふサラダ

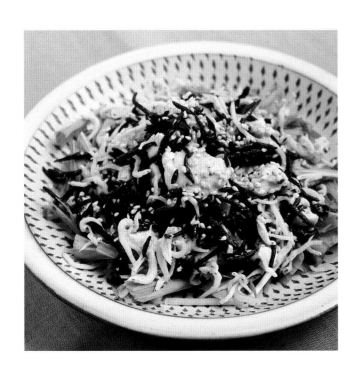

材料（2人分）

ひじき 10g
とうふ（絹）................150g
しらす干し 大さじ2
水菜............................... 70g
A┌ ぽん酢しょうゆ......大さじ2
　│ 練りがらし ....小さじ½
　└ ごま油...................大さじ½
いりごま(白).........小さじ½

作り方

1. ひじきはたっぷりの水に20分ほどつけてもどす。
   しらすに熱湯をかけ、水気をきっておく。

2. 熱湯でとうふとひじきをさっとゆで、水気をきる。

3. Aを合わせる。半量をボールに入れて2としらすを加え、とうふをくずしながらあえる。冷やす。

4. 水菜は3cm長さに切り、水に放してパリッとさせ、水気をきる。

5. 皿に水菜をしき、3をのせ、残りのAをかける。
   ごまを指でひねって散らす。

にらとすりごまのみそ汁

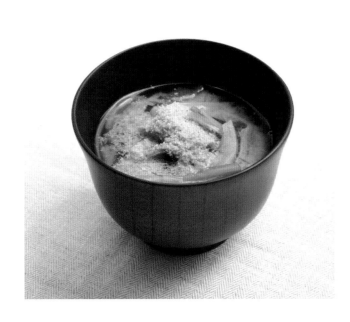

材料（2人分）

にら .... ½束（50g）
たまねぎ .... ¼個（50g）
だし 300ml
みそ 大さじ1強
すりごま（白）............... 大さじ1

作り方

1. にらは3〜4cm長さに切る。たまねぎは薄切りにする。

2. 鍋にだしを温め、たまねぎを入れ2分ゆでる。にらを加え、ひと煮たちしたら、みそを溶き入れる。

3. 椀に盛り、すりごまをふる。

２日目の献立

2
SECOND DAY

朝 ごはん 538kcal	ツナそぼろ丼（▶P.24）	436kcal
	サワーミニトマト（▶P.25）	45kcal
	じゃがいもと かぶの葉のみそ汁（▶P.26）	57kcal
昼 ごはん 621kcal	スパゲティ アラビアータ（▶P.27）	416kcal
	かぶとキウイのサラダ（▶P.28）	127kcal
	ヨーグルト（1人分120ml）	78kcal
晩 ごはん 685kcal	かんたんバンバンジー（▶P.29）	128kcal
	わかめとたこの ピリ辛炒め（▶P.30）	118kcal
	しゅうまいスープ（▶P.31）	114kcal
	ごはん（1人分150g）	252kcal
	フルーツ（りんご1人分½個）	73kcal

元気ごはんチェック

☑エネルギー合計：1,844kcal　☑1日で10の食品群達成

時短のコツ

- ●ツナ缶、ホールトマト缶を使って手軽に。
- ●サワーミニトマトはかんたんなピクルス。
  前日夜に漬けておくと朝が楽ちんで、味もよくしみます。

免疫力アップ食材

かぶ

かぶやキャベツなど、アブラナ科の野菜特有のイオウ化合物には抗酸化作用があります

トマト

トマトの色素成分リコピンには強い抗酸化作用があります。油と一緒にとると吸収率アップ

たこ

ミネラルの中でも大切な亜鉛を多く含みます。亜鉛は強い抗酸化作用をもっています

まとめ作り

- ●晩ごはんでささみを多めに下ごしらえ。「かんたんバンバンジー」と、翌日昼のマリネサンドに。

ツナそぼろ丼

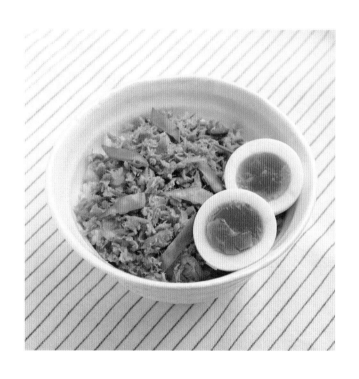

材料（2人分）

ツナ缶 .... 小1缶（70g）
A 砂糖 小さじ2
　 塩.................................... 少々
卵................................... 2個
きぬさや 6枚
ごはん 300g

作り方

1. 卵は水からゆで、沸とうして3〜4分たったら冷水にとり、半熟卵にする。半分に切る。

2. ツナは汁気をきって器に入れ、Aを加えて混ぜる。ふんわりとラップをし、電子レンジ（500W）で2分〜2分30秒加熱する（パチパチとはじけるので注意）。よく混ぜてパラパラの状態にする。

3. きぬさやは筋をとり、ラップに包んで電子レンジで約20秒加熱する。斜め細切りにする。

4. ごはんに2、3、1をのせる。

サワーミニトマト

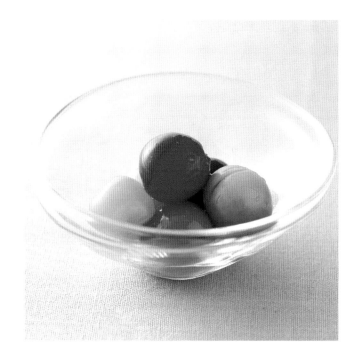

材料（2人分）

ミニトマト（好きな色で）
.............200g（約15粒）

A
酢..........................大さじ2
白ワイン.................大さじ2
砂糖........................大さじ1
塩..............................少々

作り方

1. Aを鍋に入れ、ひと煮たちさせ、冷ます。
   ［電子レンジ（500W）の場合］耐熱容器にAを合わせ、約2分加熱する。

2. ミニトマトはへたをとり、洗う。へたの反対側の先端に浅い切り目を1つ入れる。

3. ポリ袋などに、1とトマトを入れ、袋の空気を抜いて1時間以上漬ける（冷蔵で約5日保存可）。

前日夜に漬けておくと朝が楽ちんで、味もよくしみます

じゃがいもとかぶの葉の みそ汁

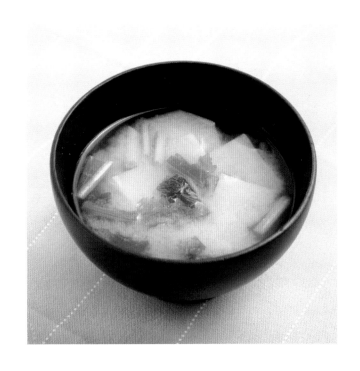

材料（2人分）

じゃがいも .... 小1個（100g）
かぶの葉 20g
だし 400ml
みそ 大さじ1強

作り方

1. じゃがいもは皮をむき、3〜4mm厚さのいちょう切りにする。
   かぶの葉は2〜3cm長さに切る。

2. 鍋に、だし、じゃがいもを入れ、中火で3〜4分煮る。
   やわらかくなったら、かぶの葉を加え、みそを溶き入れる。

スパゲッティアラビアータ

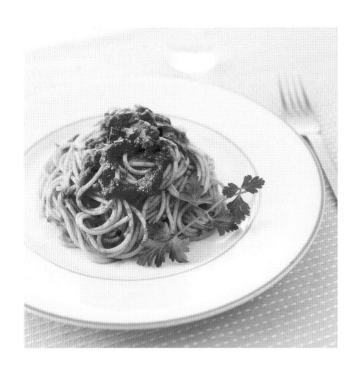

材料（2人分）

スパゲティ 160g
A ┌ 湯......................... 1.5ℓ
　└ 塩......................... 小さじ2
にんにく .... 1片（10g）
赤とうがらし......... 1〜2本
オリーブ油 大さじ1
パセリ（粗みじん切り）
.... 大さじ1
（または、あればイタリアンパセリ2枝分）
トマト水煮缶（ホール）
.... 1缶（400g）
砂糖........................ 小さじ1
塩.......................... 小さじ⅓

作り方

1. にんにくは横に半分に切る。赤とうがらしは種をとり、3〜4mm幅の小口切りに。

2. 鍋にオリーブ油と、にんにく、赤とうがらしを入れて、弱火でにんにくが少し色づくまで炒める。

3. 続いて、パセリと、トマトの水煮を汁ごと加える。沸とうしたら弱火にし、トマトをへらでつぶしながら、とろみがつくまで7〜8分煮る。最後に砂糖と塩を加える。

4. スパゲティをAでゆで、ゆでたてを3のソースの中に入れ、混ぜる。

かぶとキウイのサラダ

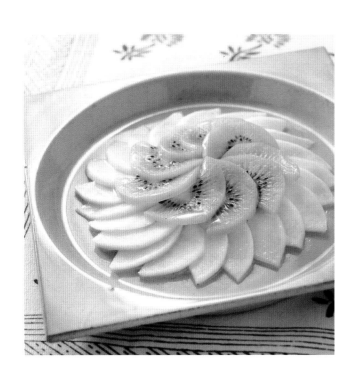

材料（2人分）

かぶ	2個（200g）
塩............................	小さじ⅛
キウイフルーツ	1個

〈ドレッシング〉

酢	大さじ1
塩	小さじ⅛
こしょう	少々
砂糖	ひとつまみ
サラダ油	大さじ2

作り方

1. かぶは皮をむき、縦半分に切ってから、2～3mm厚さの薄切りにする。塩をふって5分ほどおき、水気が出たらよくきる。

2. キウイフルーツは3mm厚さの半月切りにする。

3. ドレッシングの材料を合わせる。これを、かぶとキウイに大さじ1くらいずつかけてから、盛りつける。ドレッシングを添える。

かんたんバンバンジー

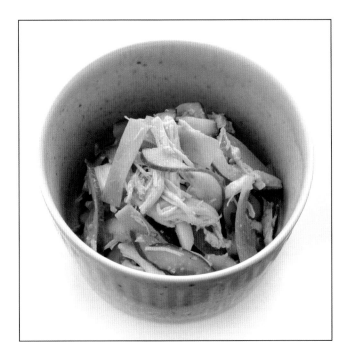

材料（2人分）

ささみ 4本
A ┌ 塩.................................少々
  └ 酒.........................大さじ1
きゅうり 1本
にんじん 60g
B ┌ すりごま（白）........ 大さじ1
  │ 酢........................... 大さじ2
  │ 砂糖 .... 小さじ½
  │ しょうゆ 小さじ2
  └ ごま油 小さじ2

作り方

1. ささみは筋をとり、Aをふりかける。ラップをして電子レンジ（500W）で約4分間加熱する。途中で上下を返す。冷めたら、2本は細かく裂く。残り2本は、翌日用に1本ずつラップをし、冷蔵庫で保存する。

2. きゅうりは縦半分に切り、斜め薄切りにする。にんじんも同じくらいの大きさに、薄く切る。

3. ボールにBをよく混ぜ、1と2をあえる。

まとめ作りで楽に

ささみは4本分をまとめて下ごしらえ。2本をバンバンジーに。
残り2本は3日目昼のサンドイッチにします

わかめとたこの
ピリ辛炒め

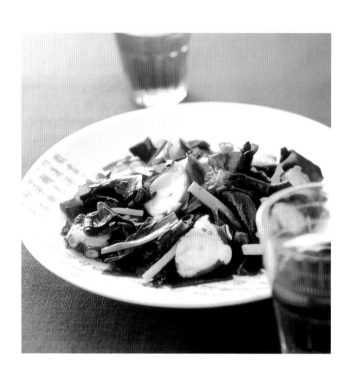

材料（2人分）

乾燥カットわかめ 10g
ゆでだこ 80g
万能ねぎ 4本
しょうが 小1かけ (5g)
ごま油 大さじ1
豆板醤 ....小さじ ½
酒 大さじ1
しょうゆ 大さじ1

作り方

1. わかめは水でもどして水気をきる。

2. 万能ねぎは3cm長さに切る。しょうがはせん切りにする。

3. たこは薄切りにする。

4. フライパンにごま油と豆板醤を入れ、弱めの中火で10秒ほど加熱する。強火にして、わかめ、しょうがを入れて手早く炒める。

5. 酒、しょうゆで調味し、最後にたこ、万能ねぎを混ぜる。

しゅうまいスープ

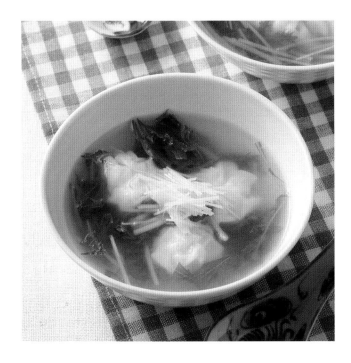

材料（2人分）

やわらかしゅうまい※
　　　　　　　　......................6個
水菜..............................30g
A　水..............................300ml
　　中華スープの素 ....小さじ½
しょうがのせん切り
　　　　..........小1かけ分（5g）
塩・こしょう ....各少々
※1日目でまとめ作りしたもの

作り方

1. 水菜は根元を落として3～4cm長さに切る。

　まとめ作りで楽に

2. 鍋にAを入れ、沸とうしたら弱火にし、やわらかしゅうまいを入れる。
　2～3分煮る。

3. 水菜を加え、塩、こしょうで調味する。器に盛り、しょうがをのせる。

3日目の献立

3
THIRD DAY

朝 ごはん 564kcal	和風スクランブルエッグ（▶P.33）	162kcal
	きぬさやとマッシュルームの スープ（▶P.34）	33kcal
	ごはん（1人分150g）	252kcal
	ヨーグルト ＆ バナナ （1人分120ml＆½本）	117kcal
昼 ごはん 510kcal	切り干し・ひじきのマリネサンド （▶P.35）	312kcal
	レンチンポテト（▶P.36）	82kcal
	つぶしどうふのポタージュ（▶P.37）	86kcal
	フルーツ（ネーブルオレンジ1人分½個）	30kcal
晩 ごはん 789kcal	豚肉のねぎ塩焼き（▶P.38）	277kcal
	ねばねば野菜のぽん酢あえ（▶P.39）	37kcal
	かぶのみそ汁（▶P.40）	41kcal
	ごはん（1人分150g）	252kcal
	とうふ白玉（▶P.41）	182kcal

元気ごはんチェック

☑ エネルギー合計：1,863kcal　　☑ 1日で10の食品群達成

時短のコツ

● 昼ごはんは乾物（ひじき、切り干しだいこん）を戻す間にじゃがいもをレンジでチンし、スープを作ります。

免疫力アップ食材

ヨーグルト	マッシュルーム	長いも
ヨーグルトなどの発酵乳に含まれる乳酸菌をとると、腸内の善玉菌が増えます	きのこに含まれる多糖類に免疫細胞を活性化する働きがあります。食物繊維も豊富	腸内環境を整える食物繊維が豊富。ねばりのもとムチンは体力の回復改善効果があります

まとめ作り

● 晩ごはんのおやつに、とうふ入りの白玉を多めに作ります。
使わない分を冷凍しておけば、汁ものにポンと入れられて便利。

和風スクランブルエッグ

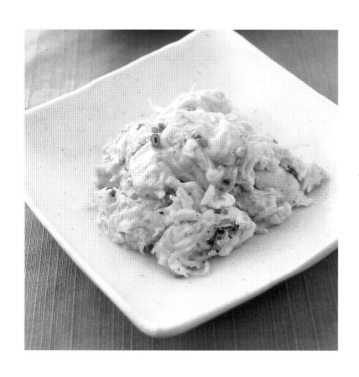

材料（2人分）

卵	....	2個
A ┌ 砂糖	....	大さじ ½
みりん	....	小さじ 1
しょうゆ	....	小さじ ½
塩	....	少々
└ 牛乳	....	大さじ ½
万能ねぎ	....	2本
しらす干し	....	大さじ 2
サラダ油	....	大さじ 1

作り方

1. 卵を割りほぐし、A を混ぜる。

2. 万能ねぎは小口切りにし、しらす干しとともに 1 に加える。

3. フライパンにサラダ油を入れて中火で温め、2 を一気に流し入れ、箸で外側から大きく混ぜる。半熟になったら火を止める。

きぬさやとマッシュルームの スープ

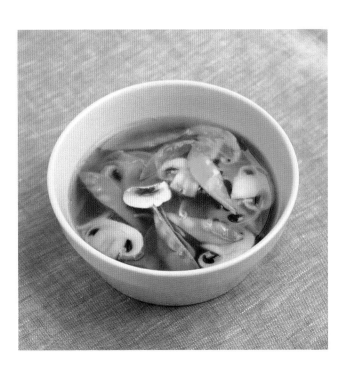

材料 (2人分)

きぬさや........6〜8枚 (12g)
マッシュルーム ... 4個 (50g)
たまねぎ 30g
オリーブ油 小さじ1
A　水...................................300ml
　　スープの素 小さじ1
　　しょうゆ .... 小さじ½
B　塩・こしょう................各少々

作り方

1. きぬさやは筋をとる。マッシュルームは石づきをとり、薄切りにする。たまねぎも薄切りにする。

2. 鍋に油を温め、たまねぎを炒める。たまねぎがしんなりしたら、Aを加え強火にする。沸とうしたら、きぬさや、マッシュルームを加え、ひと煮立ちさせる。Bで調味する。

切り干し・ひじきの
マリネサンド

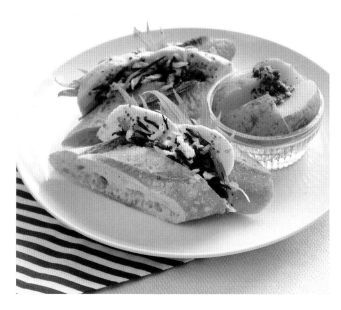

材料（2人分）

フランスパン（バゲット）
.... ½ 本
マヨネーズ ....大さじ ½
水菜 10g
切り干しだいこん........ 10g
ひじき 3g
にんじん 5g

A ┌ 砂糖 ....小さじ 1
　├ 酢............................大さじ ½
　└ 塩...............................少々

ささみ※.........................2 本

B ┌ マヨネーズ ....大さじ 1
　└ 粒マスタード ....大さじ ½

※2日目でまとめ作りしたもの

作り方　　まとめ作りで楽に

1. ささみ（前日下処理済み）は、1 本を 4 枚のそぎ切りにする。

2. B を合わせ、1 を入れ、味をなじませておく。水菜は 3cm の長さに切る。

3. 切り干しだいこんとひじきは、さっと洗ってたっぷりの水に約 10 分つける。にんじんは 3cm 長さのせん切りにする。

4. ボールに A を合わせる。

5. 鍋に湯を沸かし、3 をさっとゆでて水気をしっかりきり、4 に入れて味をつける。

6. フランスパンは 4 つに切り分け、それぞれに切りこみを入れ、マヨネーズ大さじ ½ を塗る。2、5 をはさむ。

レンチンポテト

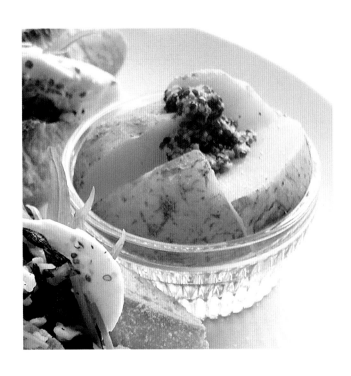

材料（2人分）

じゃがいも ..... 小2個（200g）
粒マスタード .... 適量

作り方

1. じゃがいもは洗って、皮つきのまま皿にのせ、ふんわりラップをかける。電子レンジ（500W）で約3分加熱する。上下を返してさらに約2分加熱する。

2. 食べやすい大きさに切り、粒マスタードをそえる。

つぶしどうふのポタージュ

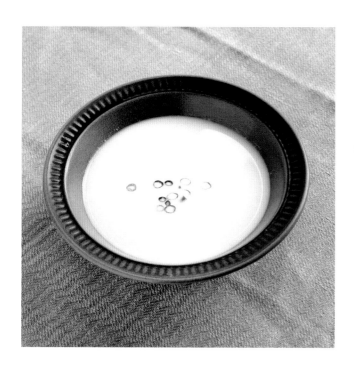

材料（2人分）

とうふ（絹）.................150g
A ┌ 水............................100ml
　├ みそ...................小さじ1・½
　└ スープの素...........小さじ¼
牛乳.........................100ml
万能ねぎの小口切り...1本分

作り方

1. Aは合わせてよく混ぜる。

2. とうふをざる状のものに入れ、鍋の中にこし入れる（ポリ袋に入れて手でつぶしてもよい）。

3. 1を加えて弱めの中火にかける。鍋のまわりがふつふつしてきたら、牛乳を加えて混ぜる。再びふつふつしてきたら火を止める。器に盛り、ねぎを散らす。

豚肉のねぎ塩焼き

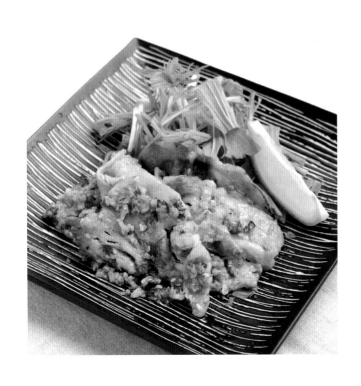

材料（2人分）

豚薄切り肉
（肩ロース・ロースなど）
............................150g
水菜 50g
レモン ....⅛個
〈たれ〉
ねぎ............................½本
しょうが 1かけ (10g)
A ┌ いりごま（白）.......小さじ1
  │ 塩.......................小さじ¼
  │ 酒.......................大さじ1
  │ ごま油 大さじ1
  └ こしょう ....少々

作り方

1. ねぎとしょうがはみじん切りにする。Aと混ぜる。

2. 肉を1につけて5〜10分おく。

3. 水菜は根元を落として3〜4cm長さに切る。
   レモンとともに盛りつける。

4. フライパンを中火で温め、肉をたれごと入れて広げ、両面を焼く。
   盛りつける。

ねばねば野菜のぽん酢あえ

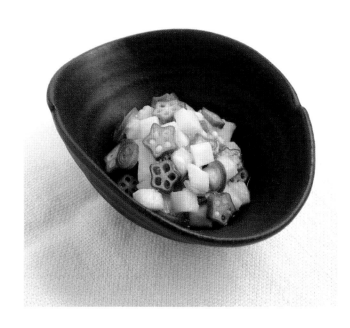

材料（2人分）

長いも 100g
オクラ 3本
みょうが 1個
ぽん酢しょうゆ 大さじ1

作り方

1. 長いもは皮をむき、7〜8mm角に切る。オクラ、みょうがは小口切りにする。オクラはざるに入れ、熱湯を回しかける。

2. 1をぽん酢しょうゆであえる。

かぶのみそ汁

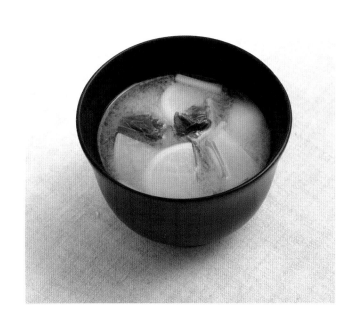

材料（2人分）

かぶ....................... 2個（200g）
かぶの葉............................20g
だし..............................350ml
みそ..........................大さじ1強

作り方

1. かぶは皮付きのまま縦半分にして、5mm幅の薄切りにする。かぶの葉は2〜3cm長さに切る。

2. 鍋にだしを温め、かぶの実を入れ、かぶがやわらかくなるまで3〜4分煮る。かぶの葉を加え、ひと煮立ちしたら、みそを溶き入れる。

とうふ白玉

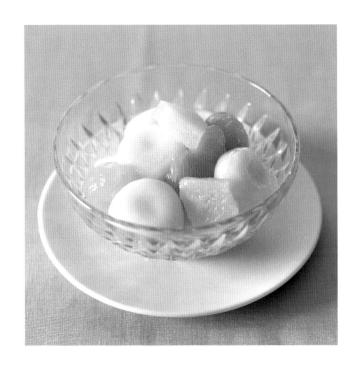

材料（作りやすい量）

白玉粉 100g
とうふ（絹）........................ 120g

フルーツ缶（好みのもの）
　　　　　.......小1缶（180g）

作り方

1. ボールに白玉粉ととうふを入れる。両方を混ぜて、なじませてから手で
　こねる。耳たぶくらいのかたさにする（かためなら、水かとうふを少し
　足す）。

2. 生地を棒状に丸めてから24個に分け、だんごにする。
　平たくし、中央をへこませる。

3. 鍋に湯を沸かし、2を入れる。
　浮いてきてからさらに2〜3分ゆで、すくって水にとる。

4. 器2つに缶詰のフルーツ半量と白玉6個ずつ、缶汁を入れて盛りつける。
　まとめ作りで楽に　残りの白玉12個は冷凍保存する。

> とうふ白玉は半量を当日のデザート用に、残りはくっつかないようにラップを
> し、保存袋に入れて冷凍する。凍ったまま汁ものに入れたり、自然解凍して、
> きな粉や黒みつをかけても

3 DAYS SHOPPING LIST

3日分 買いものリスト

☑ **買いものリスト〈1サイクル目・2人分〉**

	食　材	メモ（販売単位により余った場合の保存・活用方法）
肉類	□ とりひき肉 .... 150g □ ささみ .... 4本 □ 豚薄切り肉 （肩ロース・ロースなど）...... 150g	● 薄切り肉 　→少しずつずらして平らに並べ、1回に 　　使う量に小分けしてラップに包み、保 　　存袋に入れて冷凍
魚類	□ むきえび .... 80g □ ゆでだこ .... 80g □ はんぺん .... 小1枚（80g） □ しらす干し 30g	● しらす干し 　→保存袋や密閉容器に入れて冷凍。 　　凍ったままざるにのせ、熱湯をかける 　　と、手早く解凍でき、においも抜ける
卵	□ 卵 6個	
乳製品	□ ヨーグルト .... 630ml □ ピザ用チーズ .... 60g □ 牛乳 約130ml	● ピザ用チーズ 　→平らにして製品の袋か保存袋に入れ 　　冷凍
大豆	□ とうふ（絹）.................... 420g	余る分は、みそ汁の具に追加
海藻・乾物	□ 乾燥カットわかめ .... 10g □ ひじき .... 13g □ 切り干しだいこん 10g	● ひじき→密閉して室温保存 ● 切り干しだいこん→冷蔵か冷凍
くだもの	□ キウイフルーツ .... 1個 □ りんご .... 2個 □ ネーブルオレンジ .... 2個 □ バナナ 1本	
缶詰	□ トマト水煮缶（ホール） 　............... 1缶（400g） □ ツナ缶 .... 小1缶（70g） □ フルーツ缶（好みのもの） 　................. 小1缶（180g）	

	食　材	メ モ（販売単位により余った場合の保存・活用方法）
パン	□フランスパン（バゲット）.... 1本	1日目と3日目に使用。3日目の½本は、4つに切り分けラップで包み、保存袋に入れて冷凍保存。自然解凍して使用
野菜	□ミニトマト .... 1パック □長いも .... 250g □オクラ .... 10本 □にら ....½束（50g） □万能ねぎ .... 7本 □長ねぎ ....½本 □たまねぎ ....約1個（210g） □マッシュルーム .... 7個 □しょうが .... 3かけ（30g） □きゅうり .... 1本 □みょうが .... 1個 □にんじん .... 65g □パセリ ....1枝 □にんにく .... 1片（10g） □じゃがいも .... 3個（300g） □水菜 .... 160g □きぬさや .... 1パック □かぶ .... 4個（400g） □レモン ....⅛個	●にら →作りおきおかずを作ろう！ （▶P.46） ●長ねぎ →作りおきおかずを作ろう！ （▶P.47） ●にんじん →作りおきおかずを作ろう！ （▶P.48） ●にんにく →網袋に入れて日陰の乾燥したところに置く。夏場は冷蔵庫に。皮をむくと保存がきかなくなるので、使う分だけむく ●パセリ →葉をつんで保存袋に入れて冷凍。凍ってから袋をもむと細かくなる ●かぶの葉 →作いきりおかずを作ろう！ （▶P.49） ●レモン →汁を絞って密封容器に入れ、冷凍。製氷皿で少量ずつ凍らすと分けやすい
その他	□好みのフルーツジュース .... 200ml □しゅうまいの皮 .... 16枚 □スパゲティ .... 160g □白玉粉 100g	●しゅうまいの皮 →細く切って汁ものの具に

☑ **常備品**（今回の献立で使用します）

基本調味料	砂糖・塩・しょうゆ・酢・みそ・みりん・酒
調味料・香辛料	こしょう・赤とうがらし・カレー粉・とんカツソース・ぽん酢 しょうゆ・スープの素・中華スープの素・トマトケチャップ 粒マスタード・マヨネーズ・白ワイン・豆板醤・練りがらし いりごま（白）・すりごま（白）・かたくり粉
油脂類	サラダ油・ごま油・オリーブ油
そのほか	米・削りがつお（約1ℓのだし用。20〜30g）

3日分の食材の購入イメージ

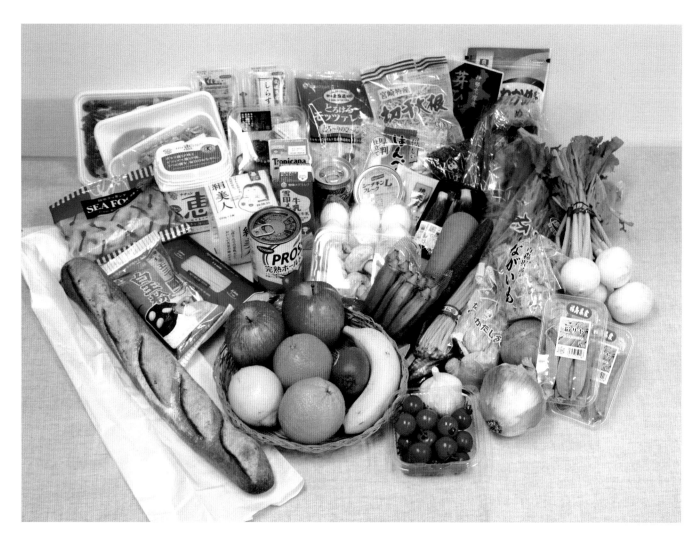

実際に購入すると…

● 買うものが決まっているので、30分以内に購入できます。

● スーパーのレジ袋（中サイズ）3袋分になりました。重さは約9kg。1人で買いものをする場合は、宅配サービスや、キャリーケース、リュックサックを活用するとよいでしょう。

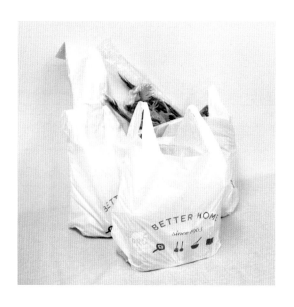

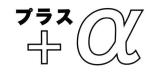

作りおき・使いきりおかずを作ろう

販売単位により、使いきれない食材があります。

買ってきた量　−　3日分の使用量　＝　余る量

余る量があらかじめわかるので、時間があるときに、おかずを作っておくと、ちょっとした一品に便利です。余る食材を活用できる作りおき・使いきりおかず4品を紹介します。

作りおきおかず

使いきりおかず

※作りおき・使いきりおかずで使用する調味料などは、買いものリストの常備品に
　含まれないものもあります

保存｜冷蔵 4〜5日

にらじょうゆ

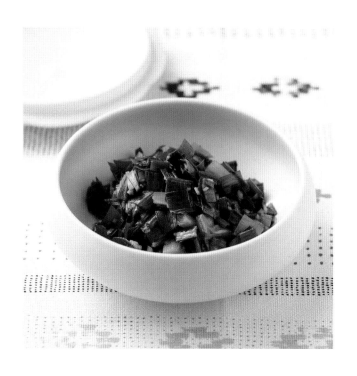

材料（作りやすい分量）

にら .... ½束（50g）
しょうが .... 小1かけ(5g)
赤とうがらし .... ⅓本
A ┌ しょうゆ 小さじ1
  └ ごま油 .... 小さじ½

作り方

1. にらは7〜8mm幅に切る。耐熱容器に入れてラップをし、電子レンジで約1分(500W)加熱する。しょうがはみじん切りにする。とうがらしは種をとり、小口切りにする。

2. ボールにAを合わせ、1を加えて混ぜて、1時間ほどおく（冷蔵庫にひと晩おくと、より味がなじむ）。

ごはんや冷ややっこにのせて。ぎょうざのたれにも

保存｜冷蔵 3〜4日

ねぎ塩だれ

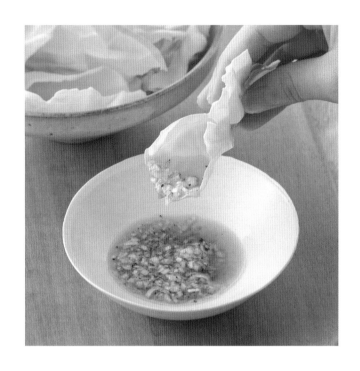

材料（作りやすい分量）

ねぎ 10cm

A ┌ ごま油 大さじ2
　├ 塩 .... 小さじ½
　└ こしょう .... 少々

作り方

ねぎはみじん切りにし、Aと合わせて混ぜる。

キャベツなどのつけだれやドレッシングに

保存｜冷蔵 1〜2日

にんじんの炒めなます

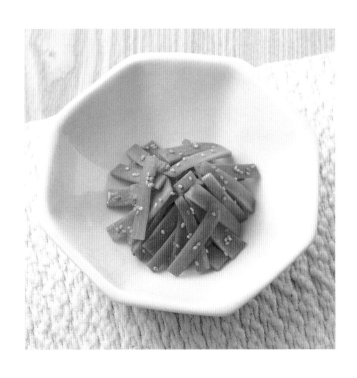

材料（作りやすい分量）

にんじん...... ½本（100g）
ごま油 .... 小さじ 1
A ┌ みりん .... 大さじ ½
　 ├ しょうゆ .... 大さじ ½
　 └ 酢 .... 大さじ 1
いりごま（白）.... 小さじ ½

作り方

1. にんじんは 4cm 長さ、5mm 幅のたんざく切りにする。
   A は合わせておく。

2. フライパンにごま油を温め、にんじんを中火で 1 分ほど炒める。
   A を加えて強火にして混ぜ、汁気がなくなったら火を止める。
   ごまを混ぜる。

かぶの葉のピリカラあえ

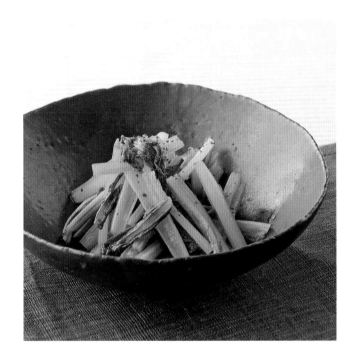

材料（作りやすい分量）

かぶの葉
...... 100g（かぶ約2個分）
A
砂糖 .... 小さじ⅙
しょうゆ .... 小さじ½
ごま油 .... 小さじ½
塩 .... 少々
一味とうがらし .... 少々

作り方

1. かぶの葉は熱湯でさっとゆでて、水にとる。
水気をしぼり、3cm長さに切る。

2. ボールにAを合わせる。

3. 1を2であえ、器に盛り、とうがらしをふる。

3DAYS MENU

	朝ごはん	昼ごはん	晩ごはん
1日目	・カマンベール　マフィントースト　（▶P.52） ・野菜入り　コーンスープ　（▶P.53） ・フルーツ　（ネーブルオレンジ　1人分 ½個）	・納豆とうふ丼　（▶P.54） ・にんじんと　しらすの　卵とじ（▶P.55） ・とろろこんぶの　すまし汁　（▶P.56）	・ひよこ豆と　ひき肉の　ドライカレー　（▶P.57） ・かぼちゃの　塩バター煮　（▶P.58） ・ヨーグルト　（1人分 120ml）
2日目	・いきなり　炒りどうふ　（▶P.60） ・かぼちゃと　きゅうりの　サラダ　（▶P.61） ・トマトの　みそ汁（▶P.62） ・ごはん　（1人分150g）	・さば缶と　大豆の　トマト煮　（▶P.63） ・マフィントースト ・ヨーグルト＆キウイ　（1人分 120ml ＆ ½個）	・厚揚げ　チンジャオ　ロースー　（▶P.64） ・長いもと手羽の　スープ煮　（▶P.65） ・ひじきの煮もの　（▶P.66） ・ごはん　（1人分150g）
3日目	・ひじき入り　卵焼き　（▶P.68） ・トマトと　きゅうりの　さっぱりあえ　（▶P.69） ・ごはん　（1人分150g） ・ヨーグルト　（1人分 120ml）	・豚しょうが　焼きそば　（▶P.70） ・かんたん　ポテサラ　（▶P.71） ・わかめと卵の　和風スープ　（▶P.72） ・フルーツ　（ネーブルオレンジ　1人分 ½個）	・なすの　豚肉巻き煮　（▶P.73） ・きゅうりと　さんまの　うざく風　（▶P.74） ・いろいろ野菜の　みそ汁　（▶P.75） ・ごはん　（1人分150g）

1日目の献立

1
FIRST DAY

朝 ごはん 486kcal	カマンベールマフィン トースト（▶P.52）	300kcal		
	野菜入りコーンスープ（▶P.53）	156kcal		
	フルーツ （ネーブルオレンジ1人分 ½個）	30kcal		
昼 ごはん 556kcal	納豆とうふ丼（▶P.54）	410kcal		
	にんじんとしらすの卵とじ（▶P.55）	135kcal		
	とろろこんぶのすまし汁（▶P.56）	11kcal		
晩 ごはん 819kcal	ひよこ豆とひき肉の ドライカレー（▶P.57）	634kcal		
	かぼちゃの塩バター煮（▶P.58）	107kcal		
	ヨーグルト（1人分120ml）	78kcal		

元気ごはんチェック

☑エネルギー合計：1,861kcal　☑1日で10の食品群達成

時短のコツ

●昼のすまし汁はお湯をかけるだけでかんたん。

免疫力アップ食材

納豆、とうふ	にんじん	チーズ
大豆は豆類の中でもたんぱく質が多く、イソフラボンに抗酸化作用があります	にんじんに多く含まれるβ-カロテンは体内でビタミンAに変化。粘膜をじょうぶにします	たんぱく質、ビタミンAを含みます。乳酸菌が腸内環境を整えます

まとめ作り

●晩ごはんにかぼちゃの塩バター煮を多めに作り、1/3は翌日の朝ごはんのサラダに使います。

カマンベールマフィントースト

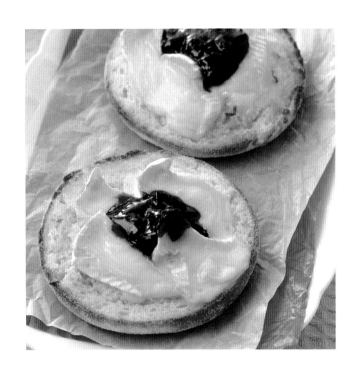

材料（2人分）

カマンベールチーズ 100g
イングリッシュマフィン
.... 2個
（好みで）ブルーベリージャム
.... 大さじ2

作り方

1. マフィンを横半分に切るか、手でさく。

2. カマンベールチーズを 1/4ずつ適当に切って 1 にのせる。

3. オーブントースターで、約3分、マフィンがカリッとするまで焼く。
   好みでジャムをかける。

野菜入りコーンスープ

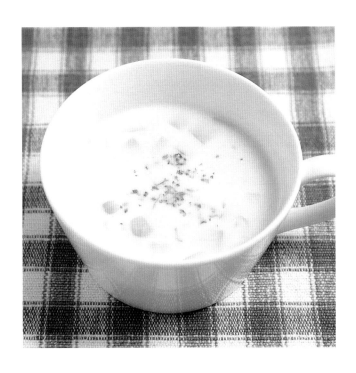

材料（2人分）

コーン缶（クリーム）
.... 小1缶（180g）
にんじん 20g
たまねぎ 30g
A 牛乳 200ml
スープの素 .... 小さじ ½
塩・こしょう .... 少々
パセリ（みじん切り）.... 少々

作り方

1. にんじん、たまねぎは1cm角に切る。

2. 鍋に1とAを入れ、時々混ぜながら、弱めの中火で約5分煮る（ふきこぼれやすいので、ふたはしない）。野菜がやわらかくなったら、コーン缶を加え、ひと煮立ちしたら、塩・こしょうで味をととのえる。パセリを浮かべる。

納豆とうふ丼

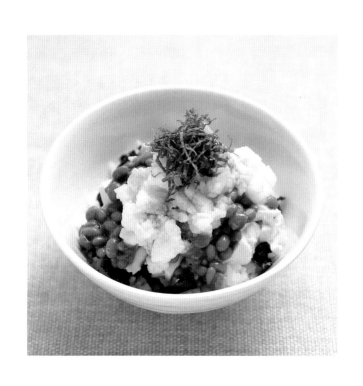

材料（2人分）

納豆	2パック(80g)
とうふ(絹)	150g
長いも	100g
しその葉	4枚
焼きのり	½枚
しょうゆ（またはぽん酢しょうゆ）	適量
温かいごはん	300g

作り方

1. 長いもは皮をむきポリ袋に入れ、めん棒などでたたく。しそはせん切りにし、水にさらして、水気をきる。納豆は混ぜてほぐす。

2. 器にごはんを盛り、のりをちぎってのせる。とうふをスプーンですくってのせ、納豆、長いもを順にのせる（長いもはポリ袋の先を少し切り、そこからしぼるように出すとかんたん）。しそを飾る。しょうゆなどをかけて食べる。

にんじんとしらすの卵とじ

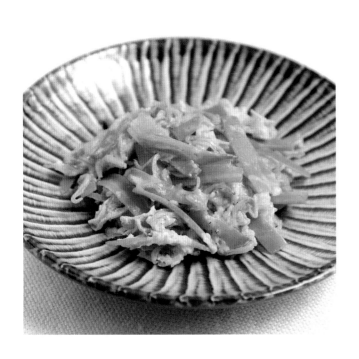

材料（2人分）

にんじん 120g
卵 2個
しらす干し 30g
サラダ油 小さじ1
A[こしょう .... 少々
   しょうゆ .... 少々

作り方

1. にんじんは4cm長さのたんざく切りにし、卵は溶きほぐす。

2. フライパンに油を中火で温め、にんじんを炒める。しんなりしてきたら、しらすを加えて1分ほど炒め、Aで調味する。
   ※しらす干しによって塩分が違うので、Aを加える前に味をみて加減する。

3. 卵を回し入れ、ひと混ぜしてすぐに火を止め、ふたをしてむらす。

とろろこんぶのすまし汁

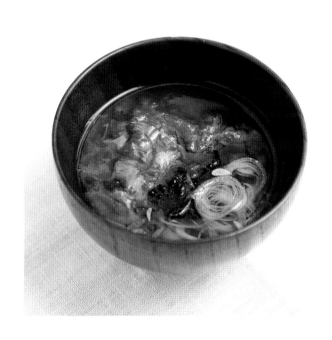

材料（2人分）

とろろこんぶ 5g
梅干し 1個
ねぎ（小口切り） .... 適量
しょうゆ 小さじ2
焼きのり .... ⅛枚
削りがつお .... 適量

作り方

1. 梅干しは種をとり2つに分ける。のりは手でもむ。

2. 全部の具を1人分ずつ椀に入れ、熱湯をそそぐ。

ひよこ豆とひき肉のドライカレー

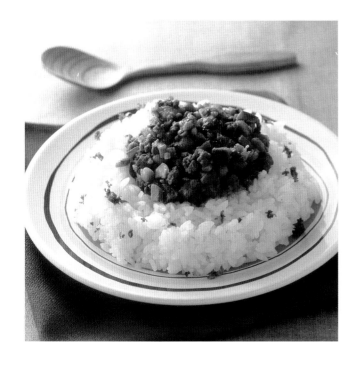

材料（2人分）

ひよこ豆（水煮）	100g
合びき肉	80g
レーズン	30g
なす	1個（70g）
ピーマン	1個（40g）
たまねぎ	¼個（50g）
にんにく	小1片（5g）
サラダ油	大さじ2

A
赤ワイン	50ml
水	100ml
カレー粉	大さじ1
塩	小さじ½
しょうゆ	大さじ1

温かいごはん	300g
パセリ（みじん切り）	小さじ1

作り方

1. なす、ピーマンは1cm角に切る。レーズンはあらくきざむ。

2. たまねぎ、にんにくはみじん切りにする。

3. 厚手の鍋に油を温め、2を弱火で1～2分炒める。
ひき肉を加えて中火で炒める。肉の色が変わったら、1、ひよこ豆を加えて
炒める。

4. 全体に油がまわったら、Aを加える。煮立ったら弱めの中火にして
ふたをし、3～4分煮る。汁気が多いようなら、ふたをとって煮つめる。

5. 皿にごはんを盛りつけ、ドライカレーをのせて、パセリを散らす。

かぼちゃの塩バター煮

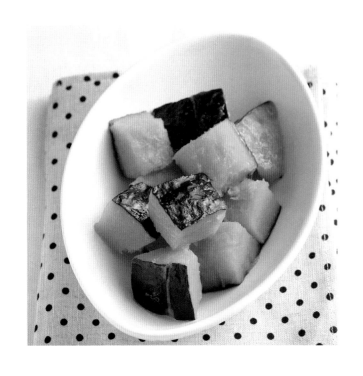

材料（作りやすい分量）

かぼちゃ 300g

A ┌ 水 150ml
　├ 塩 .... 少々
　└ バター 10g

作り方

1. かぼちゃは2〜3cm角に切る。

2. 鍋にかぼちゃとAを入れる。ふたをして中火にかけ、10分ほど煮る。

3. かぼちゃがやわらかくなったら、ふたをとって、余分な汁気をとばす。

4. 100g（約1/3量）はとりおき、残りを食べる。

> まとめ作りで楽に
> 100gは翌日朝の「かぼちゃときゅうりのサラダ」にアレンジします

2日目の献立

2
SECOND DAY

朝 ごはん 541kcal	いきなり炒りどうふ（▶P.60）	139kcal
	かぼちゃときゅうりの サラダ（▶P.61）	103kcal
	トマトのみそ汁（▶P.62）	47kcal
	ごはん（1人分 150g）	252kcal
昼 ごはん 645kcal	さば缶と大豆のトマト煮（▶P.63）	392kcal
	マフィントースト (1人分1個＋バター5gをのせてトースターで焼く)	152kcal
	ヨーグルト＆キウイ （1人分120ml＆½個）	101kcal
晩 ごはん 648kcal	厚揚げチンジャオロースー（▶P.64）	216kcal
	長いもと手羽のスープ煮（▶P.65）	106kcal
	ひじきの煮もの（▶P.66）	74kcal
	ごはん（1人分 150g）	252kcal

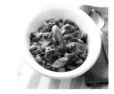
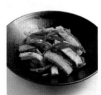
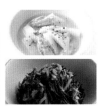

元気ごはんチェック

☑エネルギー合計：1,834kcal　　☑1日で10の食品群達成

時短のコツ

- さば缶、大豆水煮缶、トマト水煮缶を使って手軽に。

免疫力アップ食材

ひじき	かぼちゃ	ピーマン、パプリカ
食物繊維やミネラルを多く含みます。褐色色素フコキサンチンには抗酸化作用があります	β-カロテンを多く含むほか、抗酸化作用があるビタミンCやEも豊富	独特の香りや、緑・赤色などのカラフルな色素成分に、免疫力を高める効果があります

まとめ作り

- 晩ごはんでひじきの煮ものを多めに作り、1/3は翌日の朝ごはんの卵焼きに使います。

いきなり炒りどうふ

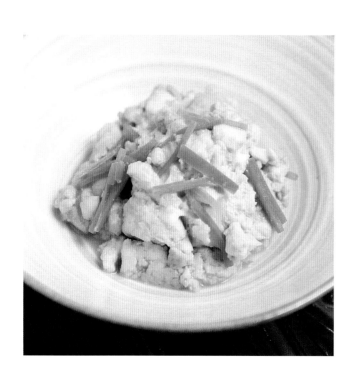

材料（２人分）

とうふ（もめん）................ 200g
にんじん 20g
卵 １個
砂糖・しょうゆ 各小さじ２
サラダ油 .... 小さじ½

作り方

1. にんじんは細切りにする。卵は溶きほぐす。

2. 鍋に油を温めて、にんじんを中火で軽く炒め、とうふを加えてくずしながら炒める。調味料を加え、汁気がほぼとんだら、溶き卵を流し入れ、ふたをして１分ほどしたら火を止める。大きく混ぜる。

かぼちゃときゅうりのサラダ

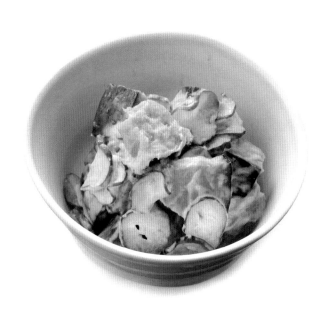

材料（2人分）

前日のかぼちゃの塩バター煮
.... 約100g

きゅうり .... ½本

A ┌ プレーンヨーグルト...大さじ1
　├ マヨネーズ 大さじ1
　├ カレー粉（または粒マスタード）
　│ .... 小さじ¼
　└ 塩 .... 少々

作り方

1. きゅうりは小口切りにし、塩少々（材料外）をふって5分ほどおく。
　水気が出たら、しぼる。

　　　　　　　　　　　　まとめ作りで楽に

2. ボールにAを合わせ、かぼちゃの塩バター煮ときゅうりをあえる。

トマトのみそ汁

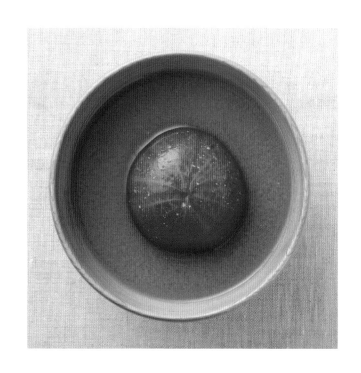

材料（2人分）

トマト .... 小２個（300g）
だし 300ml
みそ 大さじ1強

作り方

1. トマトはへたを除き、へたの反対側に十字に浅く切りこみを入れ、熱湯にさっと通し、皮をむく（湯むき）。へた側を下にして椀に入れる。

2. 鍋にだしを温め、みそを溶き入れる。トマトの入った椀にそそぐ。

さば缶と大豆のトマト煮

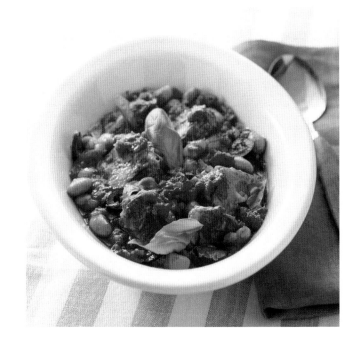

材料（2人分）

さば水煮缶*
　　　　.......1缶（約200g）
大豆水煮缶 ...1缶（約200g）
トマト水煮缶 ... ½缶（200g）
黒オリーブ（スライス）... 10g
オリーブ油 .... 大さじ ½
たまねぎ .... ¼個（50g）
にんにく .... 小1片（5g）
赤とうがらし（種をとる）.... ½本

A ┌ スープの素 .... 小さじ ½
　└ 酒 大さじ1

塩・こしょう .... 各少々
（あれば）バジルの葉 ..... 少々
*さばのほか、いわし、さけの
　水煮缶でも。

作り方

1. たまねぎ、にんにくはみじん切りにする。

2. フライパンにオリーブ油とにんにくを入れて、弱めの中火にかける。
　香りが出てきたら、たまねぎ、とうがらしを加えて炒める。

3. 2に、大豆、トマト（汁ごと）、Aを加えてざっと混ぜ、中火にする。
　煮立ったら黒オリーブを加え、塩、こしょうで味をととのえる。

4. さばの缶汁をきって3に加え、温まったら火を止める。
　バジルをちぎって散らす。

厚揚げチンジャオロースー

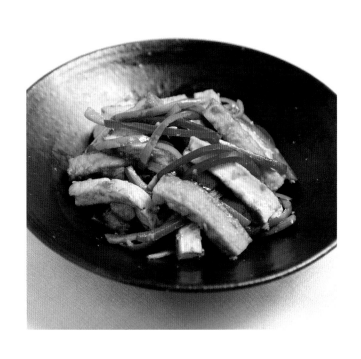

材料（2人分）

厚揚げ .... 1枚（200g）
塩・こしょう .... 各少々
小麦粉 小さじ1
ピーマン 1個
パプリカ（赤）.... ½個（60g）

A
- ごま油 小さじ2
- しょうが（みじん切り）
  ..... 小1かけ（5g）
- にんにく（みじん切り）
  .... 小1片（5g）

B
- オイスターソース　小さじ2
- しょうゆ 小さじ1
- 水 .... 大さじ½

作り方

1. 厚揚げは厚みを半分に切り、1cm幅に切る。
   塩、こしょうをふり、全体に小麦粉をまぶす。Bは合わせる。

2. ピーマン、パプリカは3mm幅の細切りにする。

3. フライパンにAを入れて弱火にかけ、香りが出たら、厚揚げを加え、
   中火にして3分ほど炒める。ピーマン、パプリカを加えてさっと炒める。

4. Bを加え、全体に味がからむように2～3分炒める。

長いもと手羽のスープ煮

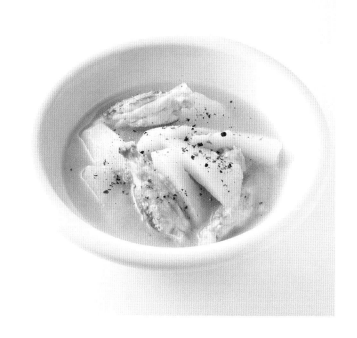

材料（2人分）

長いも	....	150g
とり手羽中半割り（スペアリブ）		
	......	6本（150g）

A
塩	....	少々
酒	....	小さじ½

B
水	....	200ml
酒	....	大さじ1・½
しょうゆ	....	大さじ½
塩	....	少々
にんにく	....	小1片（5g）

サラダ油	....	小さじ1

作り方

1. 長いもは皮をむき、ひと口大に切る。
   水で洗い、ぬめりをざっととる。にんにくはつぶす。

2. 手羽中にAをもみこむ。

3. 深めのフライパンに油を温め、手羽中を中火で焼く。両面に焼き色が
   ついたら、長いも、Bを加える。ふたをして中火で約10分煮る。

4. 盛りつけ、粗びきこしょう（材料外）をふる。

ひじきの煮もの

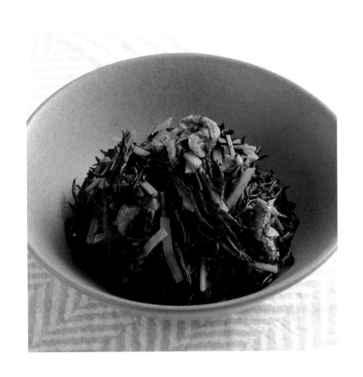

材料（作りやすい分量）

ひじき 15g
にんじん 50g
油揚げ .... 1枚（25g）
サラダ油 小さじ1
A ┌ だし 150ml
　├ 砂糖・しょうゆ・酒
　└　　　　　　　　　 ..... 各大さじ1

作り方

1. ひじきは水でさっと洗う。たっぷりの水に15〜20分つけてもどす。水気をきる。

2. にんじんは3cm長さの細切りにする。
油揚げは熱湯をかけて油抜きし、縦半分に切ってから5mm幅に切る。

3. 鍋に油を温め、中火でひじきを1〜2分炒める。2を加えてさっと炒める。全体に油がまわったら、Aを加える。煮立ったら弱火にし、ふたをして約10分、汁気がほぼなくなるまで煮る（途中で1、2回混ぜる）。

4. 約1/3量はとりおき、残りを晩ごはんに食べる。

┌─ まとめ作りで楽に ──────────────
│ ひじきの煮ものを多めに作り、1/3を翌朝の「ひじき入り卵焼き」に
│ 使います
└────────────────────────────

3日目の献立

3
THIRD DAY

朝 ごはん 517kcal	ひじき入り卵焼き（▶P.68）	129kcal	
	トマトときゅうりのさっぱりあえ （▶P.69）	58kcal	
	ごはん（1人分150g）	252kcal	
	ヨーグルト（1人分120ml）	78kcal	
昼 ごはん 713kcal	豚しょうが焼きそば（▶P.70）	522kcal	
	かんたんポテサラ（▶P.71）	116kcal	
	わかめと卵の和風スープ（▶P.72）	45kcal	
	フルーツ （ネーブルオレンジ　1人分½個）	30kcal	
晩 ごはん 648kcal	なすの豚肉巻き煮（▶P.73）	289kcal	
	きゅうりとさんまのうざく風 （▶P.74）	62kcal	
	いろいろ野菜のみそ汁（▶P.75）	45kcal	
	ごはん（1人分150g）	252kcal	

元気ごはんチェック

☑エネルギー合計：1,878kcal　　☑1日で10の食品群達成

時短のコツ

● 朝ごはんのトマトのあえものは、切った野菜をぽん酢であえるだけ。
● さんま缶を晩ごはんの副菜に。きゅうりとあえるだけでかんたん。

免疫力アップ食材

しょうが

しょうがに含まれるジンゲロールやショウガオールに抗酸化作用があります

なす

栄養が少ないと思われがちですが、青紫の色素成分アントシアニンに抗酸化作用があります

卵

たんぱく質をはじめ、ほとんどの栄養成分を含んでいるため、準完全栄養食品と呼ばれます

ひじき入り卵焼き

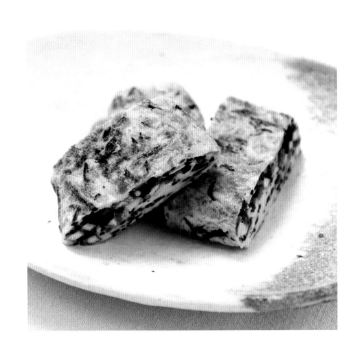

材料（2人分）

卵	2個
砂糖	小さじ1
しょうゆ	少々
前日のひじきの煮もの	⅓量
サラダ油	小さじ½

作り方

まとめ作りで楽に

1. 卵を溶きほぐし、砂糖、しょうゆを混ぜる。さらにひじきの煮ものを加える。

2. フライパンに油を強めの中火で温め、1を入れる。大きく2〜3回混ぜ、8割ほど卵に火が通ったら、木の葉形にまとめる。

3. 食べやすい大きさに切る。

トマトときゅうりのさっぱりあえ

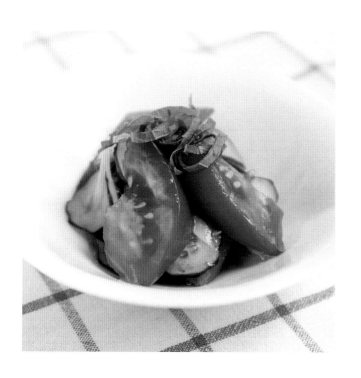

材料（2人分）

トマト .... 1個（200g）
きゅうり .... ½本
たまねぎ 20g
しその葉 2枚
ぽん酢しょうゆ 大さじ1

作り方

1. きゅうりは小口切りに、たまねぎは薄切りにして、ぽん酢しょうゆに
   つけておく。

2. トマトは8つのくし形に切り、さらに斜め半分に切る。
   しそはせん切りにする。

3. 1にトマトを加えてあえる。盛りつけて、しそをのせる。

豚しょうが焼きそば

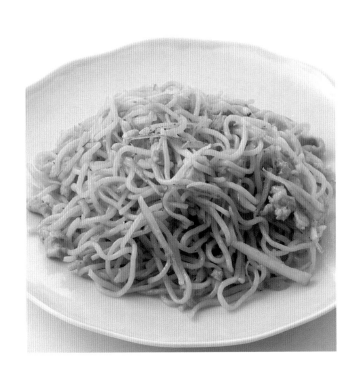

材料（2人分）

豚薄切り肉（もも）... 100g

A［しょうゆ 小さじ1
かたくり粉 小さじ1

しょうが 30g

ねぎ 20cm

中華蒸しめん 2人分

サラダ油 大さじ1

B［オイスターソース....小さじ2
酒 大さじ1
塩・こしょう .... 各少々

作り方

1. 豚肉は細切りにし、Aをもみこむ。

2. しょうがはせん切りにする。ねぎは5cm長さの斜め薄切りにする。

3. フライパンに油を温め、豚肉を中火で炒める。肉の色が変わったら、2を加えて炒める。

4. しょうが、ねぎがしんなりしたら、めんを加えてほぐしながら炒める。Bを加えて調味する。

かんたんポテサラ

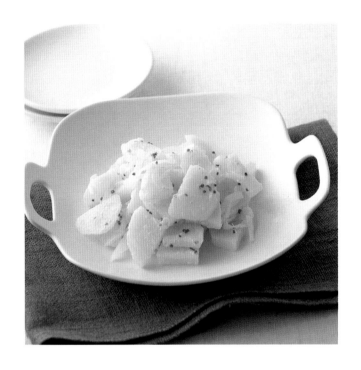

材料（2人分）

じゃがいも.... 大1個(200g)
たまねぎ 30g

A
マヨネーズ .... 大さじ ½
塩 .... 小さじ⅛
粒マスタード ...... 小さじ ½
酢 .... 小さじ 1
サラダ油 .... 小さじ 1

作り方

1. じゃがいもは 5mm 厚さのいちょう切りにし、水にさらして水気をきる。
   器に入れ、ラップをして電子レンジで約3分（500W）加熱する。

2. ボールにAを合わせる。じゃがいものあら熱がとれたらAであえる。

3. たまねぎは薄切りにし、塩少々（材料外）でもんで水気をしぼる。
   2に加えて混ぜる。

わかめと卵の和風スープ

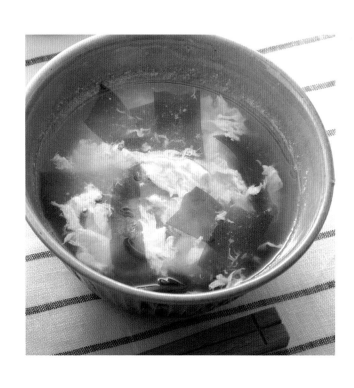

材料（2人分）

乾燥カットわかめ 2g
卵 1個
だし 300ml
A ┌ 塩 .... 小さじ⅛
　└ しょうゆ .... 小さじ½

作り方

1. 鍋にだしを温め、わかめを加えて、Aで調味する。

2. 卵を溶いて流し入れ、ひと呼吸おいて軽く混ぜ、火を止める。

なすの豚肉巻き煮

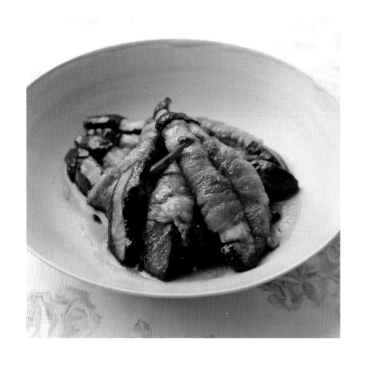

材料（2人分）

なす	大2個（200g）
豚ばら肉（しゃぶしゃぶ用）	8枚（100g）
ねぎ	10cm

A
砂糖	大さじ½
しょうゆ	大さじ1
酒	大さじ1
水	大さじ1
赤とうがらし	½本

サラダ油	大さじ1

作り方

1. なすはへたをつけたままがくを切り落とし、皮むき器で皮を縞目にむく。縦4つ割りにする。ねぎは長さを半分にして、薄切りにする。

2. 豚肉に、なす1切れと1/8量のねぎをのせ、肉で巻く。8本作る。Aは合わせる。

3. フライパンに油を温め、肉の巻き終わりを下にして並べて、中火で2〜3分全面を焼く。焼き色がついたら、Aを加えて弱火で4〜5分煮る。

きゅうりとさんまのうざく風

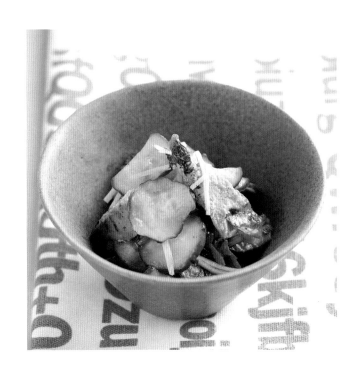

材料（2人分）

きゅうり 1本
　塩 .... 小さじ¼
さんまの蒲焼缶
　　......... ½缶（約40g）
しょうが .... 1かけ（10g）
A ┌ 砂糖 .... 大さじ½
　├ 酢 .... 大さじ1・½
　└ 塩・しょうゆ .... 各少々

作り方

1. きゅうりは小口切りにして、塩をふって5分ほどおく。しんなりしたら水気をしぼる。しょうがはせん切りにし、水にさらして、水気をきる。

2. さんまはざっとほぐす。

3. ボールにAを合わせ、1、2をあえる。

いろいろ野菜のみそ汁

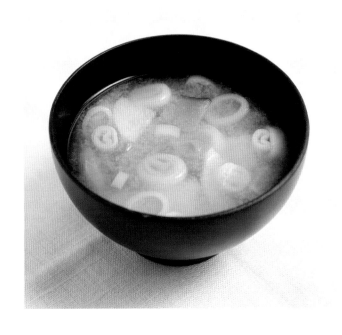

材料（2人分）

残っている野菜いろいろ
　　　....... 合わせて100〜120g
（にんじん、ねぎ、長いも、かぼちゃなど）

だし 400ml

みそ 大さじ1強

作り方

1. 野菜は食べやすい大きさに切る。

2. 鍋にだし、野菜を入れ、火にかける。沸とうしたら3〜4分、野菜がやわらかくなるまで煮て、みそを溶き入れる。

3DAYS SHOPPING LIST

3日分 買いものリスト

☑ 買いものリスト〈2サイクル目・2人分〉

	食　材	メ　モ（販売単位により余った場合の保存・活用方法）
肉類	□豚薄切り肉（もも） .... 100g □豚ばら肉（しゃぶしゃぶ用） 　　　　　 .... 8枚（100g） □合びき肉 .... 80g □とり手羽中半割り（スペアリブ） 　　　　　 .... 6本（150g）	●薄切り肉 　→少しずつずらして平らに並べ、1回に 　使う量に小分けしてラップに包み、 　保存袋に入れて冷凍
魚類	□しらす干し 30g	●しらす干し→保存袋や密閉容器に入れて 冷凍。凍ったままざるにのせ、熱湯をかけ ると、手早く解凍でき、においも抜ける
卵	□卵 6個	
乳製品	□プレーンヨーグルト ...... 735ml □カマンベールチーズ .... 100g □牛乳 200ml	
大豆	□とうふ（絹） .... 150g □とうふ（もめん） .... 200g □油揚げ .... 1枚（25g） □厚揚げ .... 1枚（200g） □納豆 .... 2パック（80g）	●油揚げ 　→熱湯をかけて油抜きしてから、 　きざんで、小分けにしてラップに包み、 　保存袋に入れて冷凍。凍ったまま加熱調理
海藻	□乾燥カットわかめ .... 2g □とろこんぶ .... 5g □ひじき .... 15g □焼きのり 1枚弱	●ひじき→密閉して室温保存 ●のり 　→缶や保存袋に、乾燥剤（買ったときに 　入っている）と一緒に入れ、室温で保存
くだもの	□キウイ .... 1個 □ネーブルオレンジ 2個	
乾物	□レーズン 30g	

	食　材	メモ（販売単位により余った場合の保存・活用方法）
缶詰	□コーン缶（クリーム）..... 1缶（180g） □さんまの蒲焼缶 ..... ½缶（約40g） □さば水煮缶 .... 1缶（約200g） □トマト水煮缶 .... ½缶（200g） □大豆水煮缶（またはドライパック） 　..................... 200g □ひよこ豆水煮缶（またはドライパック） 　..................... 100g	●トマト水煮缶 　→ジッパー付きの保存袋に入れ、平らに 　して冷凍保存
パン めん類	□イングリッシュマフィン ..... 4個 □中華蒸しめん 2人分	
野菜	□にんじん .... 約1本（210g） □たまねぎ .... 約1個（180g） □長ねぎ .... 1本 □きゅうり .... 2本 □パセリ .... 少々 □にんにく .... 20g □パプリカ（赤） .... ½個（60g） □ピーマン .... 2個 □しその葉 .... 6枚 □なす .... 3個（270g） □トマト .... 3個（500g） □しょうが .... 45g □長いも .... 250g □じゃがいも .... 大1個（200g） □かぼちゃ 300g	●パセリ 　→葉をつんで保存袋に入れて冷凍。 　凍ってから袋をもむと細かくなる ●にんにく 　→網袋に入れて日陰の乾燥したところに 　置く。夏場は冷蔵庫に。皮をむくと保存 　がきかなくなるので、使う分だけむく ●パプリカ 　→作りおきおかずを作ろう！（▶P.80） ●ピーマン 　→使いきりおかずを作ろう！（▶P.81） ●しその葉 　→口の広いびんに、茎がひたる程度の 　水を入れて、しそを立て、ふたをして 　野菜室か冷蔵庫で保存 ●長いも 　→使いきりおかずを作ろう！（▶P.82）
その他	□黒オリーブ（スライス） ..... 10g □梅干し .... 1個 □ブルーベリージャム 大さじ2	

☑ 常備品 （今回の献立で使用します）

基本調味料	砂糖・塩・しょうゆ・酢・みそ・酒
調味料・香辛料	こしょう・赤とうがらし・カレー粉・ぽん酢しょうゆ スープの素・粒マスタード・マヨネーズ・赤ワイン オイスターソース・かたくり粉・小麦粉
油脂類	サラダ油・ごま油・オリーブ油・バター（20g使用）
そのほか	米・削りがつお（約1.2ℓのだし用。20〜30g）

３日分の食材の購入イメージ

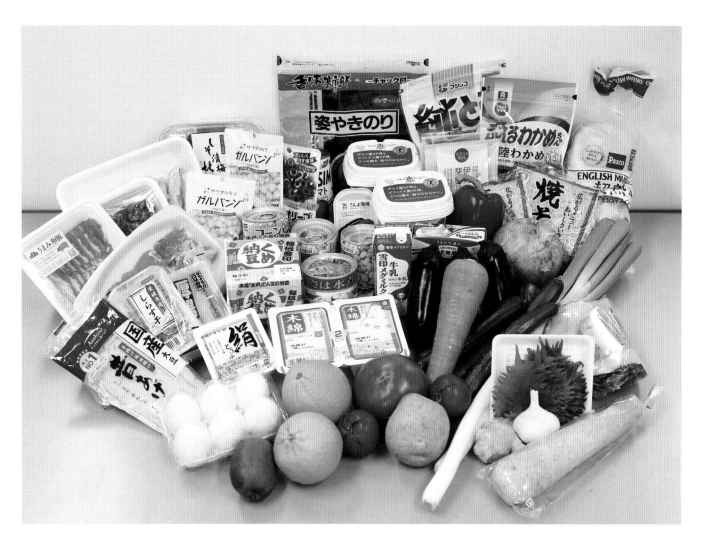

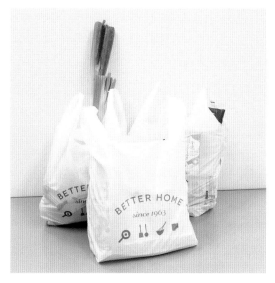

レジ袋（中サイズ）３袋分
約９kg

+α プラス

作りおき・使いきりおかずを作ろう

2サイクル目で余る食材の作りおきと、使いきりに。
野菜のおかず3品を紹介します。

作りおきおかず

使いきりおかず

※作りおき・使いきりおかずで使用する調味料などは、買いものリストの常備品に
　含まれないものもあります

保存｜冷蔵 2〜3日

パプリカの煮びたし

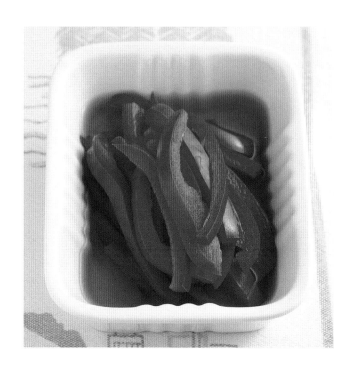

材料（作りやすい分量）

パプリカ(赤) 約100g

A ［ だし 50ml
塩 .... 小さじ⅛
みりん・酒・しょうゆ
.... 各小さじ1 ］

作り方

1. パプリカは縦半分に切り、種を除いて、縦に5mm幅に切る。

2. 鍋にAを合わせて弱めの中火にかけ、煮立ったらパプリカを加える。2〜3分煮て、火を止める。汁につけたまま冷ます。

ピーマンのカレー炒め

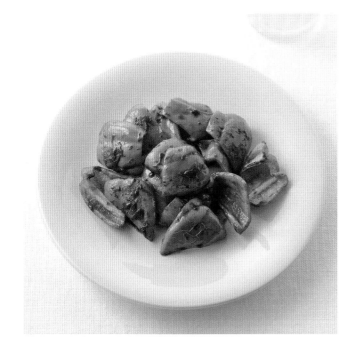

材料（作りやすい分量）

ピーマン .... 2個（80g）
サラダ油 小さじ1
A ┌ 酒 .... 大さじ½
　├ カレー粉 .... 小さじ¼
　└ ウスターソース 小さじ1

作り方

1. ピーマンは縦半分に切り、種を除いてひと口大の乱切りにする。

2. Aはよく混ぜ合わせておく。

3. フライパンに油を温め、ピーマンをさっと炒め、Aを加えて汁気を
とばしながら炒める。

長いもの落とし揚げ焼き

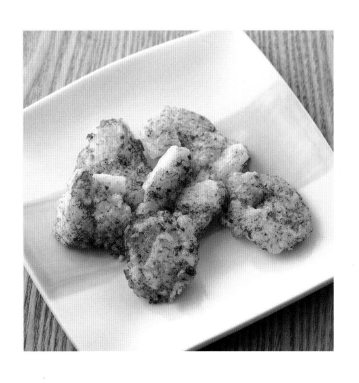

材料（作りやすい分量）

長いも	....	150g
小麦粉	....	大さじ1
A　青のり	....	小さじ½
塩	....	小さじ⅙
サラダ油	....	大さじ2

作り方

1. 長いもは皮をむいてポリ袋に入れ、外側からめん棒などでたたいて、かたまりが少し残るくらいにつぶす。

2. 1のポリ袋にAを加えて外側からよくもんで混ぜる。

3. フライパンに油を温める。2のポリ袋の端を切り、生地を6つに分けて落とし、強めの中火で両面をカリッと揚げ焼きにする。

ベターホームのお料理教室

ベターホーム協会は1963年に創立。
「心豊かな質の高い暮らし」をめざし、
日本の家庭料理や暮らしの知恵を、
生活者の視点からお伝えしています。
活動の中心である「ベターホームのお料理教室」は
全国で開催。毎日の食事作りに役立つ
調理の知恵や、健康に暮らすための知識などを
わかりやすく教えています。

料理教室の問い合わせ・資料のご請求

お料理教室のパンフレットは、
お電話かホームページよりお申し込みください。

TEL 03-3407-0471
www.betterhome.jp

買いものは3日に1回
3日分×2の免疫力アップ献立
朝昼晩3日×2サイクル分の
献立例＋レシピ＋買いものリスト

初版発行　2020年6月26日	著者／一般財団法人ベターホーム協会 食と暮らしの研究所
2刷　　　2020年9月1日	栄養学知識監修／小林三智子（十文字学園女子大学 教授）
	撮影／大井一範・柿崎真子・鈴木正美・中里一曉・南雲保夫・松島均・吉田篤史
編集・発行　ベターホーム協会	料理制作／加藤美子・八巻美和子（ベターホーム協会 食と暮らしの研究所）
〒150-8363	編集／下渚（ベターホーム協会）
東京都渋谷区渋谷1-15-12	
TEL 03-3407-0471（編集）	
TEL 03-3407-4871（出版営業）	
www.betterhome.jp	

ISBN 978-4-86586-039-9

巻末付録 3日分 買いものリスト

□ 買いものリスト〈1サイクル目・2人分〉

肉類	□ とりひき肉 .... 150g □ ささみ .... 4本 □ 豚薄切り肉 （肩ロース・ロースなど）...... 150g
魚類	□ むきえび .... 80g □ ゆでだこ .... 80g □ はんぺん .... 小1枚（80g） □ しらす干し 30g
卵	□ 卵 6個
乳製品	□ ヨーグルト .... 630ml □ ピザ用チーズ .... 60g □ 牛乳 約130ml
大豆	□ とうふ（絹）.................... 420g
海藻乾物	□ 乾燥カットわかめ .... 10g □ ひじき .... 13g □ 切り干しだいこん 10g
くだもの	□ キウイフルーツ .... 1個 □ りんご .... 2個 □ ネーブルオレンジ .... 2個 □ バナナ 1本
缶詰	□ トマト水煮缶（ホール） .... 1缶（400g） □ ツナ缶 .... 小1缶（70g） □ フルーツ缶（好みのもの） .... 小1缶（180g）

パン	□ フランスパン（バゲット）.... 1本
野菜	□ ミニトマト .... 1パック □ 長いも .... 250g □ オクラ .... 10本 □ にら .... ½束（50g） □ 万能ねぎ .... 7本 □ 長ねぎ .... ½本 □ たまねぎ .... 約1個（210g） □ マッシュルーム .... 7個 □ しょうが .... 3かけ（30g） □ きゅうり .... 1本 □ みょうが .... 1個 □ にんじん .... 65g □ パセリ .... 1枝 □ にんにく .... 1片（10g） □ じゃがいも .... 3個（300g） □ 水菜 .... 160g □ きぬさや .... 1パック □ かぶ .... 4個（400g） □ レモン .... ⅛個
その他	□ 好みのフルーツジュース .... 200ml □ しゅうまいの皮 .... 16枚 □ スパゲティ .... 160g □ 白玉粉 100g

□ 常備品

基本調味料	砂糖・塩・しょうゆ・酢・みそ・みりん・酒
調味料・香辛料	こしょう・赤とうがらし・カレー粉・とんカツソース・ぽん酢 しょうゆ・スープの素・中華スープの素・トマトケチャップ 粒マスタード・マヨネーズ・白ワイン・豆板醤・練りがらし いりごま（白）・すりごま（白）・かたくり粉
油脂類	サラダ油・ごま油・オリーブ油
そのほか	米・削りがつお（約1ℓのだし用。20〜30g）